Dr AUDUBERT

MEMBRE DE LA SOCIÉTÉ FRANÇAISE
LARYNGOLOGIE, OTOLOGIE ET RHINOLOGIE
ET DE LA SOCIÉTÉ DE MÉDECINE
ET DE CHIRURGIE DE BORDEAUX
MÉDECIN-CONSULTANT A LUCHON

TRAITEMENT

DE LA

Laryngite chronique

Par les Eaux

DE

LUCHON

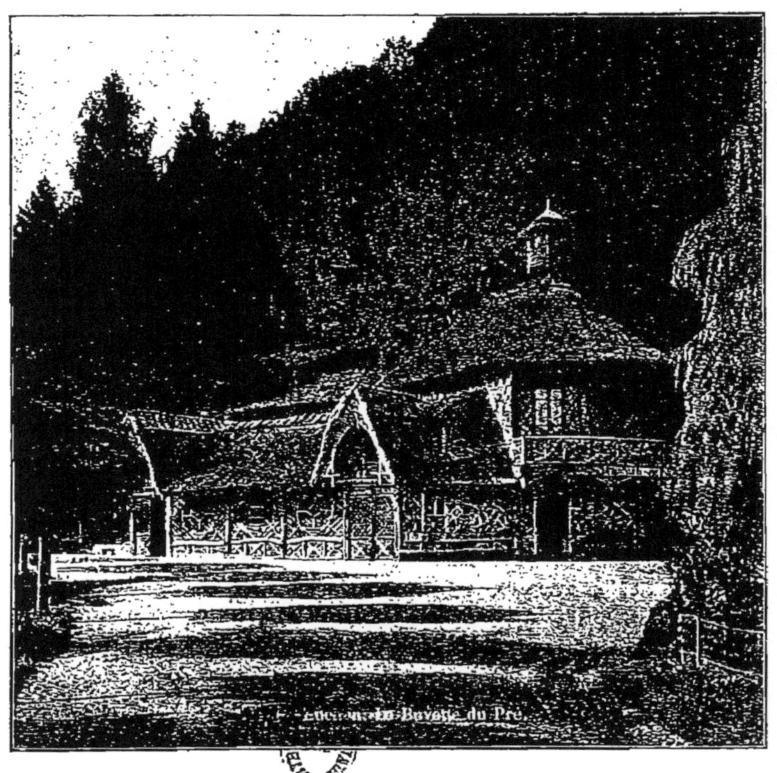

BUVETTE DU PRÉ

Source Pré n° 1. (Température : 63° C.; Sulfuration : 0,0785 sulfure sodium par litre.)

Dr AUDUBERT

MEMBRE DE LA SOCIÉTÉ FRANÇAISE
DE LARYNGOLOGIE, OTOLOGIE ET RHINOLOGIE
ET DE LA SOCIÉTÉ DE MÉDECINE
ET DE CHIRURGIE DE BORDEAUX
MÉDECIN-CONSULTANT A LUCHON

TRAITEMENT

DE LA

Laryngite chronique

Par les Eaux

DE

LUCHON

1901

INTRODUCTION

De tout temps les médecins ont considéré le soufre comme un des plus puissants modificateurs des affections catarrhales des voies respiratoires. La réputation des eaux sulfureuses date, du reste, de la plus haute antiquité. Aristote pensait que certaines eaux minérales devaient leurs vertus curatives aux vapeurs qu'elles émettaient.

Les Romains avaient la plus grande confiance dans les eaux sulfureuses. Galien envoyait ses malades en Sicile respirer les émanations sulfureuses des volcans.

C'est à partir des xviie et xviiie siècles, quand Bayen eut signalé l'existence de l'*hydrogène sulfuré* dans les eaux de Luchon, lorsque Bordeu eut vanté les effets des Eaux-Bonnes sur les affections des voies respiratoires, que les eaux sulfureuses prirent un grand essor et devinrent d'un emploi courant. Puis, après eux, Théophile Bordeu, Anglada, Campardon et tous les praticiens exerçant dans une des stations sulfureuses furent unanimes à vanter les résultats obtenus par l'emploi des eaux sulfureuses et de leurs vapeurs dans les voies respiratoires.

Notre attention étant spécialement attirée du côté de ces organes, nous avons, depuis un grand nombre d'années, suivi de très près un groupe important de malades, et les résultats fréquemment obtenus n'ont fait que confirmer l'opinion émise par nos prédécesseurs. Les eaux de Luchon nous ont donné, à l'égard de la thérapeutique, de telles satisfactions que nous n'hésitons pas à préconiser leur emploi dans les affections du larynx.

Nous insistons sur le rôle du humage, parce que ce mode de médication nous a donné de très bons résultats dans des cas rebelles; aussi devons-nous le considérer comme le spécifique des maladies des voies respiratoires.

TRAITEMENT

Laryngite chronique

Laryngite chronique simple.

L'emploi des eaux sulfureuses est indiqué non seulement dans le catarrhe chronique simple du larynx, mais encore dans les manifestations laryngées de la tuberculose et de la syphilis : nous laisserons de côté celles-ci pour ne nous occuper que de la laryngite chronique simple, dont nous voyons journellement de nombreux cas à Luchon.

Le catarrhe chronique du larynx succède plus souvent au catarrhe aigu, soit par négligence, soit parce que les personnes atteintes sont faibles, scrofuleuses, tuberculeuses ou très fréquemment arthritiques.

Ou bien, à la suite de pharyngite granuleuse et de catarrhe naso-pharyngien, le processus morbide se propage par continuité de la muqueuse pharyngienne à celle du larynx, et se manifeste par du catarrhe laryngien. La laryngite chronique simple est de beaucoup la plus fréquente parce qu'elle est liée à la diathèse herpétique, qui n'est qu'une des modalités de l'arthritisme, et c'est à celle-là, en particulier, que nous avons à donner nos soins fréquents dans nos stations sulfureuses. Les malades qui en sont atteints sont souvent des rhumatisants; parfois ce sont des malades porteurs de manifestations cutanées, telles que l'acné, l'eczéma, etc. Elle est également provoquée par l'élongation de la luette, qui agit mécaniquement en irritant l'épiglotte et l'orifice du larynx. On l'observe aussi chez les fumeurs et les buveurs obstinés.

En tant que maladie professionnelle, la laryngite chronique simple se trouve chez les personnes qui abusent de leur voix, les professeurs, avocats, ecclésiastiques, chanteurs et, parmi ceux-ci, ceux qui ne consentent pas à ménager leur organe vocal.

Le catarrhe chronique s'observe, en outre, chez ceux qui vivent dans une atmosphère impure, chargée de poussières, chez les enfants au moment de la puberté, époque de transformation, ou mue de la voix, qui peut s'accompagner d'une congestion passagère des cordes vocales; chez la femme au moment de la ménopause.

Le catarrhe chronique est plus fréquent dans l'âge moyen que dans le jeune âge et dans la vieillesse, évidemment parce que, à cette époque de la vie, l'homme est exposé à un plus grand nombre d'influences nuisibles, susceptibles de produire la laryngite ; pour les mêmes raisons, il est plus fréquent chez l'homme que chez la femme.

Le catarrhe du larynx se produit souvent à la suite d'affections de la trachée et des bronches ; les efforts de toux qui accompagnent l'emphysème, l'asthme, déterminent fréquemment de la congestion du côté des cordes vocales, qui deviennent paresseuses ; on constate fréquemment, en effet, de l'enrouement chez les emphysémateux.

Symptomatologie. — En général insignifiants, les symptômes de la laryngite chronique se traduisent par une sensation de gêne, de sécheresse, de chatouillement, localisée principalement au niveau de l'arrière-gorge, et quelquefois par une légère douleur si le malade persiste à trop parler ou à trop chanter.

Le symptôme le plus constant est l'altération de la voix, qui varie depuis la plus légère modification jusqu'à l'aphonie complète. Dans le plus grand nombre de cas, la voix est plus claire le matin, après le repos de la nuit ; elle devient peu à peu enrouée, dans la journée, à la suite d'abus de la parole ou de légères quintes de toux. Dans d'autres cas, les troubles de la voix sont plus intenses, le matin, au réveil : la voix est éraillée, rauque, cassée ou simplement enrouée ; la voix ne redevient claire que longtemps après l'expectoration de mucosités, le plus souvent épaisses, que le malade ne rend qu'après de violents efforts. Dans cette forme, la voix peut échanger plusieurs fois par jour ; elle est surtout aphone si les malades vivent au grand air. Comme, à la suite de la longue durée du catarrhe, les cordes ont subi certaines modifications par l'épaississement, elles ont perdu toute souplesse, et leurs vibrations sont moins régulières ; la voix, dans ces cas, est plus voilée, elle se fatigue plus vite parce que cette diminution de facilité d'oscillations des cordes vocales exige un plus grand effort ; il arrive alors que la voix se casse.

La toux peut faire défaut si le catarrhe des bronches ne vient pas compliquer le catarrhe laryngien ; quand elle existe, elle est caractérisée par le « hem » bien connu. D'autres fois, les malades éprouvent le besoin de « racler leur gorge ».

Les *sécrétions* sont peu abondantes, sauf le matin ; transparentes, quelquefois grises, elles sont expectorées sous forme de petites boules arrondies ; elles sont *perlées*, prenant la forme des ventricules de Morgagni où elles ont séjourné. Quand l'expectoration est abondante, celle-ci est toujours l'indice d'une extension du catarrhe vers les bronches.

La gêne respiratoire manque généralement, sauf lorsque les produits de sécrétion desséchés adhèrent à la muqueuse et sont difficilement rejetés.

Examen laryngoscopique. — Les lésions, appréciables au laryngoscope, sont habituellement marquées et varient suivant les cas; on trouve généralement de l'hyperémie et du gonflement. Tantôt la muqueuse est à peine injectée, et la coloration du larynx à peine rosée, disposée irrégulièrement, par places, en coup de pinceau; tantôt elle est plus foncée, d'un rouge sombre, avec reflets bleuâtres. Dans certains cas, quelques points isolés sont teintés de rouge, et le reste de la muqueuse paraît normal. La muqueuse est généralement plus humide qu'à l'état sain.

Dans les cas plus graves et anciens, on constate, outre l'hyperémie, un certain gonflement inégalement réparti, principalement sur les cordes vocales, qui prennent un aspect de cordes cylindriques, légèrement tuméfiées et dépolies.

Plus tard, si l'amélioration ne survient pas, on peut constater l'existence d'érosions ou ulcérations qui siègent le plus fréquemment sur le bord libre des rubans vocaux ou entre les cartilages aryténoïdes. Ces ulcérations, d'aspect rosé sur les bords, sont habituellement comme taillées à l'emporte-pièce, à la surface des cordes vocales ou au niveau des apophyses vocales.

Les cordes vocales peuvent même, par leur épaisseur, perdre leur puissance de vibration, éprouver de
la difficulté à se réunir, et devenir noueuses sur leurs
bords. Leur accolement est parfois empêché par un
gonflement du pli interaryténoïdien et de la région
postérieure du larynx, tandis que les bandes ventriculaires oblitèrent quelquefois les ventricules de Morgagni, empiétant sur les cordes vocales et s'opposant
à leur fonctionnement.

En d'autres circonstances, on rencontre une vraie
parésie musculaire, plus souvent unilatérale que bilatérale, avec altération des thyro-aryténoïdiens, dont
quelques fibres peuvent être rompues, entraînant cet
état particulier connu sous le nom de *voix cassée*.
Quand la lésion siège d'un seul côté, elle se reconnaît
par une sorte d'encoche que l'on observe sur la corde
vocale atteinte : celle-ci est molle, flasque, détendue
et comme tuméfiée par places ; dans ces cas, il y a
aphonie à peu près complète. La corde vocale saine
essaie, en quelque sorte, de suppléer à la mollesse de
sa congénère, et se porte, comme il est facile de le
constater quand on fait émettre un son au malade,
vers la partie médiane, allant même au delà de son
parcours normal, constituant ainsi une fente glottique
irrégulière.

En dehors des cordes vocales régulièrement atteintes
et de la région interaryténoïdienne qui participe

souvent à l'état inflammatoire, le reste de l'organe vocal est plutôt normal. Exceptionnellement on trouve de la diffusion de la rougeur sur les bandes ventriculaires, sur la base de l'épiglotte, où l'examen laryngoscopique peut même déceler parfois de l'hypertrophie. La muqueuse des replis ary-épiglottiques est habituellement normale.

Au point de vue anatomo-pathologique, les signes de cette affection sont l'hypertrophie de la muqueuse dans tous ses éléments et la dilatation des vaisseaux qui peuvent devenir sinueux. Quand la congestion a duré un certain temps, il y a épaississement du tissu conjonctif. La muqueuse, inégalement épaissie et rugueuse, peut présenter de nombreuses granulations et des plandes hypertrophiées.

Diagnostic. — L'examen laryngoscopique permet, en général, très facilement de se rendre compte de la nature de la maladie. Du reste, la laryngite chronique pourrait être difficilement confondue avec toute autre affection, sauf dans les cas où il y a gonflement : il faut alors déterminer si cet état pathologique est la conséquence d'un œdème ou d'une infiltration spécifique ; on ne saurait trop insister, dit Gottstein, « sur ce que, dans tous les cas de laryngite chronique, il est nécessaire de s'assurer de l'état des poumons et d'avoir égard à l'état général des forces, comme aux dispositions héréditaires. »

Dans la laryngite chronique simple, le gonflement n'est pas très prononcé, et la coloration est un peu plus rouge qu'à l'état normal. Dans l'œdème, le gonflement est plutôt pâle et sa transparence est caractéristique. Dans la phtisie, la couleur est plutôt sombre, et le gonflement siège de préférence dans la région interaryténoïdienne.

On pourrait confondre la laryngite chronique avec la laryngite syphilitique à sa période secondaire; mais, même à cette époque, on trouvera des symptômes soit du côté de la peau, soit du côté des muqueuses, qui mettront sur la voie du diagnostic. De même, si l'on constate dans le larynx l'existence d'ulcérations ou simplement d'érosions, il est permis d'avoir des doutes sur la nature de l'affection, celle-ci étant plutôt l'indice d'un état pathologique diathésique. Le pronostic est plutôt favorable, l'affection parvenant facilement à la guérison, sans oublier que sa durée est habituellement fort longue, surtout quand la maladie se complique de rupture du thyro-aryténoïdien. D'autre part, les malades se soumettent difficilement à un régime, et s'astreignent peu au repos de l'organe ou à la suppression du tabac et de l'alcool.

Observation I

Laryngo-trachéite chronique.

M. G..., quarante-sept ans, a été bien portant jusqu'à l'âge de quarante ans, à part une rougeole dans son enfance et quelques rhumes contractés à la suite d'imprudences à la chasse. Très arthritique, gros mangeur, a de la tendance à l'obésité, a eu de la calvitie précoce; il est le fils d'un père rhumatisant. Depuis six à sept ans, il a eu, tous les hivers, des poussées de bronchite avec laryngite : enrouement, quintes de toux, expectorations abondantes, qui obligeaient le patient à rester chez lui pendant l'hiver.

Quand j'examinai ce malade pour la première fois, en 1898, je trouvai de la pharyngite granuleuse. La muqueuse du larynx était rouge, épaissie dans la région interaryténoïdienne; les bandes ventriculaires étaient rosées, et les cordes vocales très tuméfiées. L'auscultation dénotait l'existence de râles disséminés. Je prescrivis : boisson Pré n° 2, d'abord, et Pré n° 1, plus tard, par doses progressives; quelques douches chaudes, à jour passé, sur la paroi thoracique; des pulvérisations à la palette. J'insistai particulièrement sur le humage : une fois d'abord, puis deux fois par jour, d'une durée de vingt minutes chaque fois. L'amélioration fut très notable, et l'hiver qui suivit fut incontestablement meilleur. Après une seconde cure thermale, en 1899, l'état du malade devint encore meilleur, à tel point qu'il put se considérer comme guéri, et quand nous le revîmes, en août 1900, venu nous consulter pour une troisième cure, le larynx et le pharynx avaient repris leur état normal, et le malade n'eut plus de troubles fonctionnels.

Observation II

Laryngite chronique arthritique.

M. J..., trente ans, tempérament arthritique, a eu, dans son enfance, des amygdalites fréquentes. Arrivé à Luchon en juillet 1897. Je trouve les amygdales hypertrophiées, surtout la gauche. Rien dans les fosses nasales : d'après les indications fournies par le malade, j'en conclus qu'il a dû avoir, dans son enfance, des végétations adénoïdes dans l'arrière-nez, dont je ne retrouve plus la trace. Examiné au miroir, le larynx se présente avec une rougeur assez marquée sur les cordes vocales, qui sont épaissies. Les bandes ventriculaires sont elles-mêmes légèrement hyperémiées. L'enrouement est assez prononcé et arrive, le matin, jusqu'à l'aphonie ; la voix ne reprend son timbre qu'après expulsion de mucosités grisâtres.

Je prescris : boisson Pré n° 2 ; gargarisme Pré n° 1, et humage source Richard ; durée, quinze minutes. L'examen, pratiqué six jours après, dénote la même rougeur, mais avec un aspect plus humide. Je continue le humage avec la source Reine, et prescris des pulvérisations avec la palette. Le malade part, après une saison de vingt-cinq jours, très amélioré.

Je le revois en 1898 : les cordes sont encore rouges, mais

la guérison est obtenue après une seconde cure de vingt-trois jours.

OBSERVATION III

Mme B..., quarante ans, rhumatisante, sans antécédents bien nets. Arrivée en août 1898. Présente à l'examen laryngoscopique une hyperémie irrégulière des cordes, avéc parésie des thyro-aryténoïdiens : la voix est peu nette, très voilée ; les bandes ventriculaires elles-mêmes participent à cette congestion. Je soumets la malade à un traitement énergique général et local : bains et douches pour ses rhumatismes, et boisson Pré n° 2 ; humage source Richard d'abord, et ensuite avec les sources Reine et Grotte. La durée du traitement a été de vingt-cinq jours, avec deux humages chaque jour pendant les huit derniers jours. Nous avons assisté à une véritable restauration de l'organe, qui ne présentait plus de traces de congestion à la fin de la cure thermale : la voix avait repris son fonctionnement normal.

OBSERVATION IV

Pharyngo-laryngite chronique.

M. X..., trente-cinq ans, de parents arthritiques, a eu des rhumes fréquents. Hypertrophie des amygdales et pharyngite granuleuse, avec épaississements très marqués des piliers postérieurs. Le malade, que nous voyons en

1899, présente au laryngoscope des cordes dépolies, congestionnées ; une hyperémie très légère de tout l'infundibulum, plus accentuée dans la région interaryténoïdienne et sur les bandes ventriculaires. Le malade tousse fréquemment, a des quintes, expectore des mucosités perlées, surtout le matin, a de l'enrouement plus prononcé le matin.

Boisson, pulvérisation à la palette et humages ininterrompus pendant vingt-quatre jours amènent une amélioration très notable. Le malade part très soulagé.

Traitement.

Le traitement comprend la série des moyens thermaux employés ordinairement dans la cure des affections catarrhales : les deux modes principaux de leur emploi sont le *humage* et la *boisson*. La médication ayant pour objet la décongestion de la muqueuse du larynx, comme des voies respiratoires, et l'expulsion des mucosités, les sulfureux doivent provoquer ces deux modalités chez les malades. Leur absorption par les voies digestives provoque des réactions salutaires du côté des organes atteints, et c'est principalement du côté de l'appareil respiratoire que se manifeste l'action de nos principales sources. Cette action se manifeste surtout par un mouvement fluxionnaire périphérique de la muqueuse respiratoire, par une action anticatarrhale spéciale ; cette action peut être favorisée par l'application locale de l'eau sulfureuse, comme par le humage, par exemple.

Ajoutons que la plupart des affections chroniques des voies respiratoires, et du larynx en particulier, dues à l'atonie des muqueuses, sont influencées, ainsi que nous l'avons démontré, par les deux grandes diathèses : l'arthritisme et le lymphatisme. Par leurs propriétés essentielles, la stimulation et l'altération, les eaux sulfureuses sont applicables aux catarrhes lorsqu'ils se relient à ces deux diathèses. Elles sont, en outre, résolutives, fondantes et substitutives. Appliquées aux voies respiratoires, elles favorisent les sécrétions ; elles substituent, en un mot, une forme aiguë momentanée à la forme chronique ; les mucosités sécrétées sont moins épaisses, plus aqueuses. La muqueuse légèrement congestionnée revient peu à peu à son état normal, en passant par toutes les phases d'une régression lente, pourvu que le traitement ait été administré sagement, en cherchant à éviter ces fortes poussées congestives qui constituent parfois un échec de la médication sulfureuse. C'est, du reste, le rôle du médecin de surveiller attentivement les effets obtenus, de diriger et modifier le traitement suivant les indications, de façon à empêcher toute action nocive, en empêchant l'affection de se transformer en une excitation inflammatoire. Lorsqu'elle est maintenue dans certaines limites, elle est presque toujours suivie d'effets résolutifs favorables.

Traitement sulfureux général.

Tous les malades atteints d'affections du larynx et des voies respiratoires doivent être soumis à une médication sulfurée générale, composée de douches pulvérisées, gargarismes, boisson, et très souvent aussi aux bains et douches, afin de combattre la diathèse qui a déterminé l'évolution de l'altération morbide.

L'expérience a, du reste, démontré que le soufre avait une action réelle et une efficacité incontestable sur certains états constitutionnels, tels que le lymphatisme et l'arthritisme. « Les affections nées sous l'empire de ces états constitutionnels, » dit le Dr Lambron, « sont modifiées d'une manière très remarquable par les eaux sulfurées chez les personnes de tout âge, mais principalement chez les enfants et les jeunes gens. » La caractéristique des eaux sulfurées des Pyrénées, c'est le remontement général de l'organisme : le soufre, en pénétrant dans le torrent circulatoire, y réveille la vie, améliore l'état général et le met à même de résister plus efficacement au mal, et rend chacun des organes atteints en état de se débarrasser de son affection. En ramenant le jeu régulier et normal des fonctions, les eaux rendent à l'organisme entier son énergie vitale et lui donnent ainsi la puissance d'opérer la guérison d'une affection chronique.

Leur intervention n'est donc pas seulement efficace parce qu'elles sont douées d'une spécificité qui s'adresse à certains désordres morbides, mais parce qu'elles stimulent l'organisme.

Chaque affection présente sa caractéristique d'après la différence des tempéraments : pour chacun, le traitement devra varier, les uns ayant besoin de sources excitantes, les autres de sources sédatives. C'est à ce point de vue que Luchon, par la variabilité de ses eaux et la multiplicité de ses griffons, permet d'instituer une médication appropriée à chacune des conditions qui ont présidé à l'évolution de la maladie.

Luchon possède, en effet, quarante-huit sources sulfurées sodiques, dont la température varie entre 30 degrés centigrades (source d'Étigny n° 2) et 66° degrés centigrades (source Bayen), et dont la sulfuration varie également entre $0^{gr}0064$ de sulfure de sodium par litre (source Richard tempérée inf. n° 1), et $0^{gr}0786$ (source Bayen), et $0^{gr}0915$ (source Bosquet).

A réaction alcaline, elles laissent dégager une assez grande quantité d'acide sulfhydrique et d'azote (Bayen,

Reine, Bordeu, Pré, Grotte, Richard sup.), propriété précieuse pour le humage.

Exposées à l'air libre, les unes, par transformation de leur monosulfure en polysulfure, acquièrent une coloration verdâtre, sans perdre de leur substance (Grotte, Bosquet, Richard nouv., Bordeu, Étigny). Les autres, après avoir jauni, subissent une transformation plus complète, par laquelle le soufre précipité donne à l'eau une coloration blanche (Ferras, Blanche, Reine, Richard ancien).

Comme on le voit, Luchon possède une véritable gamme où se trouvent réunies les plus faibles sulfurations et les plus fortes, des températures moyennes et des températures fortes ; aussi peut-on les utiliser avec fruit dans certaines diathèses.

Si le malade est vigoureux, il faut, sans hésiter, recourir aux sources les plus sulfurées et les plus excitantes. S'il s'agit de tempéraments froids, atoniques, sans ressort, de scrofuleux ou lymphatiques, si l'on a affaire à des constitutions endurant mal un traitement énergique, il est bon d'étudier la susceptibilité et la tolérance du sujet, et commencer par des sources faibles, pour passer ensuite aux sources moyennes et, de là, arriver aux sources fortes, si les forces du malade le permettent.

Humage.

Le dégagement spontané de l'hydrogène sulfuré étant une des caractéristiques de Luchon, il était tout naturel d'utiliser cette propriété et de faire respirer aux malades atteints d'affections des voies respiratoires les vapeurs sulfurées dégagées par nos griffons : c'est la pensée qui a guidé l'Administration et le Corps médical en chargeant le professeur Frébault d'étudier une installation d'appareils qui permît l'utilisation de la plus grande somme de vapeurs pour une quantité donnée d'eau minérale.

Nous pouvons dire à sa louange que l'essai a pleinement réussi, et que ses études ont été fructueuses pour la station. M. Frébault eut la tâche facilitée par nos eaux : « La nature et la composition chimique de nos eaux, » dit-il, « les rendent propres à ce genre de médication, et il devient inutile d'avoir recours aux procédés artificiels, l'élément actif s'échappant facilement. L'altération que subissent nos eaux au contact de l'air a pour résultat d'en dégager de l'acide sulfhydrique en quantité notable. » Ce dégagement des vapeurs est tel qu'en quelques minutes une pièce d'argent est noircie.

Pour certaines eaux sulfureuses, dit Frébault, comme celles de Bonnes, Cauterets, Barèges, La Bassère, l'altération au contact de l'air est d'une tout autre nature; le soufre qu'elles renferment est, en partie, brûlé dans le liquide lui-même, et elles n'émettent que peu de gaz sulfhydrique.

Nos salles de humage ont été installées au voisinage des sources qui émettent le plus d'hydrogène sulfuré, ce sont : les sources Bordeu, 49°; Richard supérieure, 50°; Reine, 56°; Grotte, 58°, conduites dans divers bassins. Chaque bassin a un tuyau d'amenée et un tuyau de sortie, de façon à rendre impossible tout mélange entre les vapeurs émises et les vapeurs respirées. A ce bassin, divisé en quatre loges, est adaptée une cheminée en marbre, servant de conduit aux vapeurs et les amenant jusqu'à la bouche du malade.

Par une ingénieuse installation du Dr Frébault, on peut graduer (4 degrés) à volonté la quantité de vapeurs sulfhydriques que l'on désire donner à son malade, au moyen d'obturateurs inférieurs et supérieurs, les premiers placés à la surface d'évaporation des bassins, les supérieurs à l'extrémité de la cheminée collectant les vapeurs émises. La graduation est indiquée par un cadran sur lequel tourne une aiguille qui indique par des numéros la quantité de vapeurs émises. Les appareils étant isolés et indépendants, le malade peut faire sa cure sans crainte de contagion, comme cela se présente dans les salles où les malades inhalent en commun.

Le malade, placé devant l'appareil, la bouche à une faible distance de l'embouchure entourée d'une serviette, hume sans effort, faisant des inspirations normales, comme s'il respirait à l'air libre ; avec les vapeurs, pénètre une douce chaleur qui parcourt tout le réseau des bronches et facilite la respiration ; aussi l'inspiration devient-elle plus large, plus facile. Un certain bien-être ne tarde pas à se manifester et persister pendant toute la durée d'une séance qui varie, en moyenne, de quinze à vingt-cinq minutes. La durée totale de ce traitement est de vingt à trente jours. Cette médication porte assez rapidement ses fruits. Tout d'abord, l'enrouement chez les malades atteints de laryngite peut persister, augmenté même ou entretenu par la chaleur du humage ; mais peu à peu il disparaît, la voix devient plus claire. Le malade éprouve un soulagement ; il voit disparaître ces sensations de brûlure ou de constriction à la gorge, dues le plus souvent à la difficulté qu'éprouve le malade à se débarrasser de ses mucosités. Les sécrétions deviennent moins épaisses sous l'influence de cette douce chaleur ; la toux est moins pénible, et les quintes deviennent plus espacées chez les sujets où la laryngite est compliquée de catarrhe trachéo-bronchique.

Les humages se font dans deux vastes salles, aérées, donnant sur une grande salle d'attente.

Boisson.

Les sources que nous prescrivons pour la boisson sont : le Pré n° 1 et le Pré n° 2 et n° 3, et certaines autres sources dans quelques cas exceptionnels. La source Pré n° 1 (température, 63°; sulfuration, 0,0785 sulfure de sodium par litre) convient aux malades qui présentent les signes d'une inflammation catarrhale ancienne, caractérisée par des sécrétions abondantes, par des phénomènes d'atonie. Elle est plus spécialement indiquée dans les affections catarrhales développées chez les lymphatiques et les scrofuleux, c'est-à-dire chez les sujets qui peuvent supporter un certain degré d'excitation, soit générale, soit locale. Néanmoins, il serait peut-être imprudent de commencer le traitement par cette source chaude et fortement sulfurée : il y aurait à craindre une excitation trop vive. Pour éviter ces inconvénients, nous avons l'habitude de commencer d'abord par la source *Pré n° 2* (ayant 42° et 0,03 sulfure de sodium par litre) pour en arriver plus tard au Pré n° 1.

La source *Pré n° 2*, moins chaude et moins excitante que sa congénère, agit plus efficacement sur les altérations morbides du larynx et des bronches, plus particulièrement liées à l'arthritisme et à l'herpétisme, affectant soit la forme sèche, soit la forme humide.

L'eau de *Ferras ancienne* et la source des *Romains,* que nous administrons parfois conjointement, viennent utilement, par leur action diurétique et dérivative, atténuer les phénomènes d'excitation locale produits par la source Pré n° 1 et les humages chauds en favorisant l'élimination de l'acide urique qui se trouve en excès chez les arthritiques par suite de la combustion incomplète des produits azotés.

Gargarisme.

Un moyen thérapeutique qui paraît accessoire et qui mérite cependant toute l'attention du praticien, c'est le gargarisme. Fait avec soin, il modifie avantageusement les parties du pharynx qu'il touche et fait disparaître l'hypérémie des parois qui accompagne si fréquemment les laryngites; il fait pâlir les granulations et contribue à les faire rétrocéder : c'est, en somme, un excellent moyen pour décongestionner. Il agit, d'autre part, par les vapeurs sulfhydriques dégagées à chaque gorgée. Le moyen de le prendre utilement est de ne pas trop incliner la tête, de ne faire aucune expiration bruyante, de prendre par petites gorgées ou soumettant la gorge à de petits bains. Généralement nos malades emploient deux grands verres matin et soir.

Pulvérisation.

Ce mode de traitement consiste à envoyer l'eau fine-
ment pulvérisée, sous forme de douche, dans le pharynx, la langue abaissée, et le malade faisant, de temps
en temps, de légères inspirations destinées à faciliter
l'arrivée de l'eau jusqu'au niveau des piliers et des
amygdales. Nos appareils de pulvérisation, alimentés
par une source à haute thermalité, la *Reine*, sont
employés de deux façons : soit avec le *tamis*, qui
permet d'obtenir une douche filiforme, énergique ;
soit avec la *palette*, qui produit la véritable douche
pulvérisée se présentant sous forme de nuage.

Bordeaux. — Impr. G. GOUNOUILHOU, rue Guiraude, 11

Bordeaux. — Impr. G. GOUNOUILH

www.ingramcontent.com/pod-product-compliance
Ingram Content Group UK Ltd.
Pitfield, Milton Keynes, MK11 3LW, UK
UKHW020052080726
13614UKWH00004B/1981